LA MÉE

DU

PÈRE DE FAMILLE

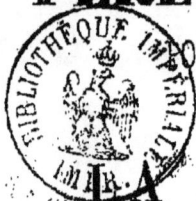

POSITIVE & SIMPLIFIÉE

ou

LA GUÉRISON

(en temps opportun) des maladies les plus fréquentes, par la vertu merveilleuse de certaines plantes médicinales. — 1 petit volume ; prix : 2 fr. 25 ; publié par souscriptions,

PAR **M. BLANCHON**, MÉDECIN.

———

« Rendez la santé aux malades. »   MATTH., X.

« La médecine console toujours, soulage souvent et guérit tant qu'on peut. »

« En observant cet ouvrage, du malade il faut examiner le visage. »

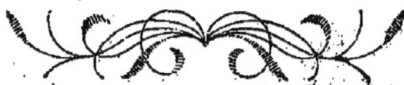

PRIVAS

PH. GUIREMAND, IMPRIMEUR-LIBRAIRE

—

1863

LA MÉDE

RÉFORMÉE, ÉCLECTIQUE

ou

LE VRAI MENTOR

Sacerdo-médical domestique

A L'USAGE DE MM. LES MÉDECINS-PRATICIENS, PÈRES
DE FAMILLE, PASTEURS,
ET DE MESDAMES LES RELIGIEUSES.

Ouvrage consacré aux besoins impérieux du monde médical et du
monde malade, et publié par souscriptions, en 1 ou 2 volumes,
à 6 ou 10 francs l'exemplaire,

Par M. Blanchon,

MÉDECIN.

« Rendez la santé aux ma-
lades.   MATTH. X.

« C'est le vrai but des institutions sacerdo-médicales.

« Dieu a créé les remèdes
pour guérir ou du moins soulager l'humanité souffrante.

« Payez les honoraires du
médecin !... *Honora medi-
cum* (dit le roi SALOMON).

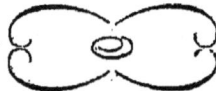

PRIVAS

PH. GUIREMAND, IMPRIMEUR-LIBRAIRE

—

1863

PRÉLIMINAIRE.

Lecteurs,

La médecine est la science de l'homme sain ou malade. C'est la première, la plus utile, la plus nécessaire, la plus vaste, la plus sublime, et cependant la plus ignorée et méconnue de toutes, surtout depuis que l'art chirurgical ou mécanique a envahi le domaine médical-interne.

Assurément la chirurgie excelle dans le traitement des maladies externes; mais elle échoue complètement dans la science médicale, qui est le traitement raisonné des maladies internes.

Que sert-il donc au chirurgien de savoir : l'anatomie, l'obstétrique, l'art de disséquer, et de posséder la connaissance du traitement des maladies externes et les procédés manuels qui servent à leur guérison, s'il ignore la connaissance intègre des maladies internes et l'art de choisir, combiner, employer les vrais moyens de les guérir ou du moins soulager en temps opportun (la pathologie médicale)? — S'il ignore, dis-je, l'ordre des actes fonctionnels (science de la nature ou physiologie); — les rapports de la vie individuelle avec la vie universelle (l'hygiène); — la complexion individuelle ou la science des tempéraments; — la métoposcopie; — la physionomie; — le toucher; —

la pulsimanie ou pulcimancie ; — l'urocrisie, qui sont l'expression générique du langage naturel des phénomènes de la vie dans la séméiotique, qui est la pierre de touche des assertions médicales dans les diagnostics? et subsidiairement la botanique médicale et la thérapeutique!...

Puisque la médecine est non-seulement la science de l'homme, mais le résumé de la science universelle du monde, le vaste domaine de la chimie, de la philosophie naturelle dans la démonstration des causes et de leurs effets véritables, l'homme de l'art, vraiment digne du nom de médecin, est : « Le vrai ministre, l'interprète et l'imitateur de la « nature ! » .... Je le répète : « La médecine « console toujours, soulage souvent, et guérit tant « qu'on peut. » (R. BACON, *Nov. org.*).

Ce n'est point le nom pompeux de *docteur* en chirurgie ou en médecine qui a fait descendre du ciel cette *science divine* et *humaine* (médicale) ; et le vrai but des institutions médico-sacerdotales n'étant que de *guérir* ou du moins *soulager* les malades, peu importe que le praticien soit *docteur* ou non, pourvu qu'il *remplisse bien ce but!*..... — Ce n'est donc que par les *cures* qu'il faut *juger le médecin* légalement reçu ministre de santé..... Et Hippocrate affirme « qu'il faut être né médecin pour devenir habile praticien. »

La science et l'érudition sont bien quelque chose : qu'il est beau, en effet, de pouvoir analyser : l'air, la terre, et les cieux! Mais la véritable science où est-elle? En nous-même (connais-toi)? N'est-il rien, l'homme qui se connaît parfaitement? qui peut s'analyser dans tout son ensemble?...... Certes, il faut bien l'avouer encore : la médecine est la *première* et la *plus nécessaire* de toutes les *sciences*, ayant pour objet la *vie* et l'art de la conserver ou d'en prolonger la durée. Mais la médecine disparaît par la *démagogie chirurgicale* ; et par suite, que deviennent les malades!... Hélas! les *dupes* et les *victimes* passibles des *déceptions* et des er-

meurs chirurgico-médicales, de *l'impéritie* et du *défaut d'art* du *chirurgien-médecin!* — Et la *terre couvre tout!*... L'*incurie* du *malade*; la *négligence* des personnes qui le gouvernent; la *nature*, la *complication*, les *terribles effets* de la *maladie*, et le *défaut d'habileté* du *médecin!*... Mais la *lumière les découvre!*...

C'est pour subvenir aux besoins immenses de l'humanité, que j'ai cru devoir consacrer mes veilles et mes observations pratiques à la composition d'un ouvrage médico-scientifique à la portée de tout le monde.

Le titre seul de cet ouvrage explique péremptoirement ce qu'il est : l'expression de la vie individuelle, l'art d'en prolonger la durée, de guérir les maladies, d'acquérir la santé et de la conserver ; voilà son objet, son principe et sa fin.

Je l'appelle vrai Mentor : 1° Du médecin-praticien, parce que je le destine à lui servir de guide dans sa pratique médicale ou interne, vu que tout est *perplexe, arbitraire*, dans ce *conflit* de *dissidences* et de *systèmes controuvés*, qui ont *divisé* le monde chirurgico-médical, par *factions* ou *coteries*, rendu l'art de guérir *conjectural*, et l'ont rempli d'incohérences, quoique tout soit *lié* (connexe) dans la nature humaine et dans l'univers, parce qu'ils font *divorce* avec l'*unité universelle*, qui est la *divinité* ou *cause première* de toutes choses. — 2° Domestique, parce que je le consacre au service de la maison; c'est-à-dire de la famille, qui constitue la *société*, l'État, l'*unité nationale* et *chrétienne*, et qui fait la gloire, la richesse des royaumes et des empires..... Car c'est de la prospérité domestique que dépend l'*avenir national.* — 3° La médecine *réformée, éclectique*, parce que le monde médical et le monde moral dégénérés, ignorants, ont besoin d'une très-grande et très-urgente réforme ou renaissance intellectuelle, et que ma doctrine éclectique médico-évangélique en est la réelle splendeur !

Persuadé que cet art, divin et humain, est indispensable à tous les hommes, à ceux surtout qui l'ont *ignoré*, *méprisé*, *méconnu* jusqu'à ce jour, je veux le rendre *familier*, *accessible*, *aisé*, *naturel*, *positif*, et en faire la science du foyer domestique.

(Mais, hélas! où irions-nous sans toi? ô souverain arbitre de l'univers! puisque toi seul es la *vie*, la *lumière spirituelle* et le *salut* du *monde!*...)

Comme médecin, je sers la *nature*, je l'*explique* et l'*imite*.

Et comme mentor médico-sacerdotal, je prends pour *rudiment* la *physiologie*, la *chimie*, la *physique*, et l'*Evangile* ou *tribunal de Jésus-Christ* pour *oracle* et pour *juge moral*.

C'est ce qui fait l'objet de tout mon ouvrage.

Le deuxième volume est publié sous ce titre :

« *La Médecine des Passions, ou la Splendeur médico-évangélique, en l'unité chrétienne.* »

Si j'unis la *physiologie*, la *chimie*, la *physique*, la *pathologie*, l'*hygiène*, la *thérapeutique* et la *philosophie* naturelle ou *hermétique* à la *morale chrétienne* ou *évangélique*, c'est-à-dire la *médecine du corps* avec *celle de l'esprit*, c'est parce que, dans l'ordre naturel, l'homme est composé de deux substances :

L'une matérielle ou physique, qui *vit des prémices*, de la matière universelle d'où elle a été tirée, et l'autre *spirituelle* ou *métaphysique*, qui ne vit pas seulement des rapports sympathiques (d'amour) de la matière où elle est *unie*, qu'elle *anime* et *vivifie*, mais par l'*action simultanée*, la *réaction* du *physique* et du *moral* (des solides et des fluides), qu'opère le *souffle divin* ou *principe vital*, ainsi qu'il est écrit : « L'homme ne vit pas seulement du pain, mais de toute parole sortie de la bouche de Dieu. (MATTH. IV.) »

Et si je prends la doctrine médicale éclectique et la loi de Jésus-Christ pour *pierre de touche*, c'est parce qu'en dehors de ces deux doctrines (*naturellement unies* et que la *démagogie humaine divise*), je ne vois que *factions*, *déceptions* et *coteries*.

C'est parce que Jésus-Christ est le chef principal

du monde, notre *principe*, notre *fin* et notre *modèle*, quand il dit à ses *apôtres* et à *leurs successeurs* :

« Rendez la santé aux malades. (MATTH. X, 1 à 8).

« *Per transiit beneficiendo et sanando omnes.* »

Et c'est pour cela que les apôtres et leurs successeurs n'ont pas hésité d'*exercer* et d'*enseigner l'art de guérir* à tous ceux qui en ont réclamé le secours et l'assistance !...

Qu'ont fait les apôtres saint *Luc*, saint *Pierre*, saint *Paul*, saint *Jacques*, etc.? Ils ont *consolé, soulagé, guéri* les *malades*, *évangélisé le monde*, le *baptême béatifique*, et la *grâce*, l'*amour*, la *charité*, la *justice*, l'*équité*, et l'*unité chrétienne évangélique*.

Et, à leur exemple, Basile Valentin, prêtre, religieux* et grand *médecin chimiste*.

Rabelais, *curé* de Meudon, jadis *professeur* en médecine à Montpellier, où il fut surnommé l'*Esculape*.

Ranchin, chancelier et bénéficier.

Copernick, *chanoine* et *astronome illustre*, qui administrait des remèdes aux malades.

Campanelle, religieux dominicain.

Vautier, abbé de Saint-Mauges, médecin de Sa Majesté.

En 1531, Vital Dufour, célèbre cardinal, fut l'au-

---

* La religion (*liga*, *religa*, lier, relier, unir d'esprit) pure et sans tache devant Dieu, notre père, consiste : A instruire les ignorants, visiter, soulager et guérir les malades. — Consoler, assister, visiter les affligés, les prisonniers. — Améliorer le sort déplorable des veuves et des orphelins malheureux. — A aimer notre prochain comme nous-mêmes, non pas seulement en paroles, mais en effets et en vérité (I, Jean III, 18 ; Jacques I, 27). — Et à se préserver de l'idolàtrie, qui est une souillure du monde créé, gardé, éclairé, sanctifié, conservé et jugé par la parole de Dieu (I, Jean V, 21 ; IV, 21). — Par conséquent, le plus noble et le plus saint usage que l'homme puisse faire de sa vie et de sa raison, est d'instruire les ignorants, soulager les malades et d'évangéliser le monde ! ! !...

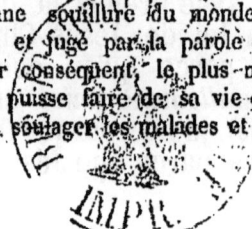

teur d'un ouvrage qui enseigne de guérir les maladies les plus extraordinaires par les *remèdes* les plus communs et les plus *simples*.

Plusieurs *papes* ont porté en même temps les *clés* de la *santé* et de la *sainteté*, en exerçant la médecine charitablement.

Et *Pline*, *Apulée*, *Dioscoride*, comme aussi *Bacon*, célèbre chancelier d'Angleterre, et le *roi Salomon*, n'ont-ils pas exercé avec succès l'art de guérir ?

Tandis que *d'obscurants* ont *porté* et *portent* encore en tous *lieux*, *et avec eux*, la *maladie*, l'*ignorance*, la *déception*, la *consternation*, la *mort* et le *deuil* éternel! Quel contraste !

C'est pourquoi Sa Majesté l'Empereur et M. le Ministre de l'Instruction publique ont non-seulement approuvé, mais autorisé ces *actes sublimes de générosité*, *d'abnégation*, *d'amour* consacré à la bienfaisance publique, et les ont proclamés de tous *leurs vœux* par une *circulaire ministérielle* du 27 novembre 1862, adressée à Mgr l'évêque de Saint-Brieuc, qui indique la *limite* des *devoirs* et des *droits* de MM. les pasteurs et religieuses dans les soins qu'ils sont appelés à donner aux malades. Cette *circulaire* est formulée en ces mots :

« Mgr l'évêque, aux termes de l'avis du conseil d'Etat, du 8 vendémiaire an xiv (30 septembre 1805), approuvé par l'Empereur, et relatif spécialement aux *curés*, *pasteurs*, *desservants*, et aux *religieuses*.

« Ces ecclésiastiques peuvent *aider* de leurs *conseils* et de leurs *secours* les *pauvres* de leurs paroisses, toutes les fois qu'il ne s'agit d'aucun accident qui puisse intéresser la *santé publique*, et pourvu qu'ils ne se permettent ni de *signer des ordonnances*, ni de *rédiger* des *consultations*, et que leurs *visites* soient *gratuites*.

« En donnant des *soins gratuits* aux *malades pauvres*, les *curés*, les *religieuses*, *pasteurs*, *desservants*, font ce qui est permis à la bienfaisance et à la charité de tous les citoyens, ce que la morale (évangélique) conseille et recommande, et qu'aucune loi ne défend.

« Quant aux *remèdes*, les *médecins* ou les *officiers de santé* ayant *seuls* le *droit d'exercer* la *médecine* (aux termes de la dite loi), les sœurs et autres desservants, en ce qui touche la préparation, la délivrance et l'administration, elles doivent *s'abstenir* (par application de *l'instruction précitée*).

« Elles sont *autorisées à préparer* seulement les *tisanes*, les *potions huileuses*, les *juleps* ou *potions simples*, les *loochs simples*, les *cataplasmes*; les *fomentations*, les *médecines* et *autres médicaments magistraux semblables*, dont la préparation n'exige pas des connaissances pharmaceutiques bien étendues » (tels sont les remèdes que nous avons *choisis et formulés* dans cet *ouvrage*), « pour *concilier* l'accomplissement *de leurs devoirs dans leur pieuse* et *charitable mission*, avec le *respect dû à la loi.* »

CONCLUSION.

D'après les lois divines et humaines, l'avis du conseil d'Etat, et la circulaire ministérielle : *plus d'agiotage chirurgico-médical!*...

De toutes les personnes du monde, il n'en est point qu'on doive excepter de l'art de *conserver la vie*, que ceux qui ne la méritent point.

Partant, tout homme de bien, tout père de famille peut avoir son propre médecin et sa médecine domestique.

Et tout médecin, *vraiment digne de ce nom, ferait très-bien de m'observer au lit du malade.*

Cet ouvrage n'est donc composé que dans le *but de coopérer* aux œuvres philanthropiques de *charité sincère*, en présentant les *vrais moyens* de rendre la *santé*, de *suggérer* de prompts secours et d'éminents *services* à l'humanité souffrante, et d'*évangéliser le monde!*.......

RÉSUMÉ.

Cet ouvrage est divisé en deux volumes. Le premier contient :

1° La connaissance des tempéraments;

2° L'ordre des *actes* fonctionnels de la *vie individuelle* (physiologie);

3° Les *rapports de complexion individuelle* avec la *vie universelle* (hygiène domestique);

4° La *connaissance des maladies et des vrais moyens de les guérir* en temps opportun (pathologie médicale et thérapeutique);

5° Un *formulaire magistro-officinal* de certains remèdes particuliers aux maladies, et analogues au *tempérament* du sujet consultant;

6° L'*urocrisie*, ou *miroir des urines*.

Le second volume contient :

1° La *médecine des passions;*

2° L'*école des savants* ou la *science des causes et de leurs effets véritables* (philosophie naturelle, hermétique, chrétienne ou évangélique);

3° La démonstration des *absurdités de l'idolâtrie*, de l'*athéisme* et de l'*incrédulité ;*

4° La *splendeur évangélique* en *l'unité chrétienne.*

BLANCHON,
Médecin.

Bulletin de Souscription.

Je soussigné, déclare souscrire : 1° A la Médecine du Père de famille, simplifiée, positive, ou la Guérison, en temps opportun, des maladies les plus fréquentes, par la vertu merveilleuse de certaines plantes médicinales, publié en un petit volume, par M. BLANCHON, Médecin, pour le nombre de

exemplaires, que je payerai à présentation à mon domicile, situé

à   commune

de   maison

de   canton

de   département

d   à raison de 3 francs 25

centimes l'exemplaire; collectivement pris, montant à la somme

de

Signé :

2° A la Médecine éclectique, réformée, domestique, ou vrai Mentor médico-sacerdotal domestique, par le même Auteur du précédent, pour   exemplaires, en

volumes, à raison de   l'exemplaire, montant à la somme de

que je payerai en les recevant, comme dessus est dit.

Fait à   le

Signé :

Du lieu de

commune de

Nota. — Celui qui souscrira pour 25 exemplaires du premier ouvrage, recevra deux exemplaires en sus, à titre de gratification. — Celui qui souscrira pour 10 exemplaires en deux volumes du second, en recevra un en sus, à titre de rémunération. — Et tous nos commis-voyageurs par commissions, prélèveront le VINGT pour % sur le montant des prix d'expédition des dits ouvrages commis, ou vendus par souscriptions, à leur adresser contre remboursement.

Le tirage aura lieu pour chaque mille souscripteurs, et nul exemplaire ne sera vendu ni livré que par l'intermédiaire de nos commis, dûment mandés et autorisés par nous-même.

BLANCHON,
Médecin.

PRÉLIMINAIRE

Bien chers Lecteurs et Lectrices,

Le titre de cet ouvrage n'a pas besoin de commentaires pour être compris et accueilli de tout le monde.

Populariser l'art de guérir, le rendre positif, simple, et le mettre à la portée des pères, mères de familles et des Dames de charité, dont la pieuse et vénérable mission est de visiter, consoler, assister, soulager et guérir les malades tant qu'on peut : voilà l'objet de ce Trésor domestique.

Le rendre accessible, familier à tous ceux qui n'ont jamais lu ni étudié la médecine : voilà le but.

Les initier dans la connaissance : 1º des tempéraments ou modes d'être de l'individu sain ou malade ; 2º de la vertu merveilleuse de certaines plantes médicinales plus ou moins bienfaisantes, mais inoffensives ; leur enseigner les divers modes de combinaison, de préparation et d'emploi analogues à la complexion individuelle, à la nature, au siége, à la complication des maladies ; à l'état et au goût du malade : voilà son principe et sa fin.

« Heureux sont et seront mille fois,
« Les malades soumis à nos lois ! »

Répandez mes instructions sur la tête du peuple.

BLANCHON,
Médecin.

www.ingramcontent.com/pod-product-compliance
Lightning Source LLC
Chambersburg PA
CBHW050407210326
41520CB00020B/6488